ÉTUDE

SUR

LA MARCHE ET LES CAUSES

DE

L'ÉPIDÉMIE DE FIÈVRE TYPHOÏDE

Qui a régné à Mâcon en 1881,

PAR LE DOCTEUR C. BIOT

Médecin adjoint de l'Asile départemental de Saône-et-Loire,
Membre de l'Académie des Sciences, Arts et Belles-Lettres de Mâcon,
Ex-interne des hôpitaux et de la Maternité de Lyon,
Membre correspondant de la Société des Sciences médicales,
Membre de la Société anatomique de la même ville.

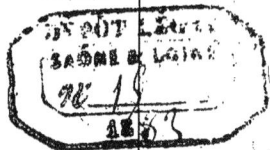

> La médecine n'a pas seulement pour objet d'étudier et de guérir les maladies, elle a des rapports intimes avec l'organisation sociale; quelquefois elle aide le législateur dans la confection des lois; souvent elle éclaire le magistrat dans leurs applications, et toujours elle veille, avec l'administration, au maintien de la santé publique.
>
> (*Annales d'hygiène publique; 1845.*)

MACON

IMPRIMERIE PROTAT FRÈRES

1883

ÉTUDE

SUR

LA MARCHE ET LES CAUSES

DE

L'ÉPIDÉMIE DE FIÈVRE TYPHOÏDE

Qui a régné à Mâcon en 1881,

Par le Docteur C. BIOT

Médecin adjoint de l'Asile départemental de Saône-et-Loire,
Membre de l'Académie des Sciences, Arts et Belles-Lettres de Mâcon,
Ex-interne des hôpitaux et de la Maternité de Lyon,
Membre correspondant de la Société des Sciences médicales.
Membre de la Société anatomique de la même ville.

> La médecine n'a pas seulement pour objet d'étudier et de guérir les maladies, elle a des rapports intimes avec l'organisation sociale; quelquefois elle aide le législateur dans la confection des lois; souvent elle éclaire le magistrat dans leurs applications, et toujours elle veille, avec l'administration, au maintien de la santé publique.
>
> (*Annales d'hygiène publique;* 1845.)

MACON

IMPRIMERIE PROTAT FRÈRES

1883

Lecture faite à l'Académie de Mâcon.

(Séance du 27 juin 1882.)

ÉTUDE

SUR

La marche et les causes de l'épidémie de fièvre typhoïde qui a régné à Mâcon en 1881

Iʳᵉ PARTIE

Histoire de l'épidémie.

PROLÉGOMÈNES

Parmi les fléaux qui atteignent fatalement toute agglomération humaine, la fièvre typhoïde est celui dont les attaques sont les plus fréquentes, les plus générales, car il n'est peut être pas une seule ville où l'on n'ait eu à lutter contre ses ravages. A Mâcon, on peut dire, sans rien exagérer, ainsi que nous l'avions déjà avancé en 1879, qu'elle règne presque en permanence. C'est une analogie de plus entre notre ville et les grandes cités.

Les tableaux de statistique mortuaire que l'on verra dans le cours de ce travail en sont la preuve la plus évidente. Nous ne connaissons malheureusement sur ce sujet aucun travail antérieur au nôtre, pouvant nous servir de terme de comparaison ; mais l'avenir nous permettra peut-être de combler cette lacune et de vous présenter des tableaux comprenant une série de plusieurs années. Aujourd'hui nous venons vous faire l'historique de l'épidémie de 1881, qui s'est particulièrement fait remarquer par une diffusion, une violence, une ténacité plus grandes que pendant les attaques précédentes.

Après en avoir retracé la marche, étudié les différentes phases, nous verrons s'il est possible d'en découvrir les causes dans l'organisation souterraine de notre cité. Nous rechercherons quelles mesures pourraient peut-être en empêcher le retour.

CHAPITRE Ier.

Historique.

Début de l'épidémie. — C'est le milieu du mois d'avril que nous pouvons prendre comme point de départ de l'épidémie. A ce moment, en effet, le nombre des malades atteints de fièvre typhoïde s'accroît d'une façon notable et le mal qui régnait alors endémiquement prend le caractère épidémique [1].

Pendant les premières semaines, la fièvre présentait, malgré son extension, un caractère assez bénin et rentrait dans cette catégorie généralement désignée sous le nom de *fièvre muqueuse*. Nous ne discuterons pas ici la valeur de cette expression que l'Ecole actuelle répudie, n'admettant qu'une seule et même nature du mal, dont la manifestation peut être plus ou moins violente, mais non deux entités morbides, comme le laisserait supposer cette double terminologie : fièvre muqueuse, fièvre typhoïde.

---

[1] Voir plus loin pages 10, 13 et 29 les tableaux d'entrées à l'Hôtel-Dieu et les tableaux de décès pour la ville entière.

Premier summum de l'épidémie. — La fièvre se révé-
lait par foyers localisés et s'irradiait dans chaque quartier autour du point d'attaque primitif. Ces foyers se
trouvaient principalement dans les rues les moins aérées,
les plus populeuses, dans les maisons les plus encombrées
ou les moins bien aménagées au point de vue de la propreté. La marche du mal, pendant cette première période,
qui dura un mois environ, fut assez lente : le nombre des
malades augmentait peu chaque jour. Toutefois, à partir du
mois de mai, les progrès de l'épidémie s'accentuèrent et
bientôt la ville entière fut atteinte.

Mesures prises en vue d'arrêter les progrès de l'épidémie.
— A ce moment, pour diminuer le danger déjà existant,
et éviter une diffusion plus grande du fléau, il fut pris certaines mesures dont l'exécution a eu sur la marche du mal
la plus heureuse influence.

Au Lycée, on suspendit les études ; les élèves furent
rendus à leurs familles. Quelques enfants déjà atteints de
la fièvre restèrent à Mâcon jusqu'au jour où une convalescence franchement établie leur permit de regagner sans
danger le toit paternel. Parmi les autres, le plus grand
nombre échappa complètement au mal ; quelques-uns,
emportant un germe caché, n'arrivèrent chez leurs parents
que pour le voir éclore, et devenir, à leur tour, le foyer
d'une petite épidémie locale.

C'est à cette dispersion des malades ou des convalescents
de tout âge et de tout sexe qu'on doit, en grande partie,
attribuer la diffusion de la fièvre dans les bourgades et les
hameaux. D'ailleurs cette observation est d'ordre général
et ne doit pas être considérée comme un caractère propre à
l'épidémie mâconnaise.

Les autres pensionnats devancèrent aussi et prolongèrent
les vacances de la Pentecôte, afin de laisser aux enfants le

temps de faire ample provision de santé, et d'avoir un délai suffisant pour désinfecter et aérer largement classes, études et dortoirs.

Les militaires qui avaient déjà fourni un contingent assez élevé à la fièvre typhoïde — 21 entrées à l'Hôtel-Dieu, du 19 mai au 4 juin — quittèrent les casernes de la ville le 7 juin, et pendant deux mois allèrent camper près de Cluny, dans un site parfaitement choisi, tant au point de vue de l'hygiène qu'à celui de l'agrément. Nous dirons cependant que, même au camp, la fièvre continua ses ravages, et bon nombre de militaires, 48 au moins, durent suspendre leur service. Ces malades furent dirigés sur les hôpitaux voisins, Cluny, Charolles, Tournus, Chalon.

En faisant ainsi le vide dans Mâcon, l'on pouvait espérer que l'incendie s'éteindrait faute d'aliments ; et, de fait, l'épidémie eut comme un moment d'hésitation, mais ce répit fut de si courte durée qu'il passa presque inaperçu.

La population, qui avait appris avec inquiétude la diffusion du mal, avait jusqu'alors échappé à ces terreurs irréfléchies que font parfois éclater les fléaux, parce que, disait-on, s'il y a beaucoup de malades, il y a peu de cas dont l'issue soit fatale. Raisonnement rassurant en apparence, mais malheureusement illogique et trompeur, car la mort, dans la fièvre typhoïde, à moins de complications subites ou violentes, n'arrive pas généralement avant la troisième semaine. Comme preuve, si nous consultons les registres de l'état civil, nous ne relevons, pendant le mois de mai, que deux décès, enregistrés avec la mention *fièvre typhoïde*. Pendant la première quinzaine de juin, le chiffre monte à quatre, et à cinq pendant la seconde moitié du mois.

Période de répit. — Et pourtant, nous, médecins, nous commencions à constater un ralentissement réel dans les allures du mal. Peu de nouveaux cas s'offraient à notre observation, et les décès ne portaient que sur les malades atteints pendant la quatrième semaine de mai ou la première de juin. Pendant tout le mois de juillet, et la première moitié du mois d'août, cette défervescence alla en s'accentuant : nous récoltions le fruit des mesures prises au mois de mai (désencombrement de la ville).

A ce moment, première quinzaine d'août, la ville, qui peu de jours auparavant était livrée à de douloureuses préoccupations, sembla comme sortir d'un rêve pénible. Une heureuse diversion fut causée par les préparatifs des fêtes du Concours musical. Chacun travaillait à façonner un décor, s'ingéniait à orner notre vieille cité bourguignonne.

Les fêtes, vous vous en souvenez, Messieurs, durèrent quatre jours, et l'on estime à près de 10,000 le nombre des étrangers qui vinrent momentanément grossir le chiffre de notre population.

Mais quel triste lendemain ! Deux jours ne s'étaient pas écoulés depuis ces fêtes que de nouveaux cas de fièvre typhoïde se manifestaient partout à la fois.

Deuxième summum de l'épidémie. — En peu de jours, la ville fut de nouveau envahie; cette deuxième période de l'épidémie fut plus longue, plus maligne, plus rapidement meurtrière que la première. Le nombre des malades était considérable, sans atteindre toutefois les chiffres exagérés que la rumeur publique grossissait chaque jour et porta jusqu'au chiffre de 900.

Dans la seconde partie de notre travail, nous étudierons les causes d'infection de la ville. Or, nous pouvons affirmer dès maintenant que c'est à l'augmentation de ces causes premières par l'accroissement énorme et momentané de la population que doit être attribuée cette seconde invasion de l'épidémie.

Ce fut alors (septembre 1881) que la mortalité atteignit son maximum : 18 décès par fièvre typhoïde.

Après avoir sévi pendant les mois de septembre et d'octobre avec une intensité que chaque jour amoindrissait, le nombre des personnes prédisposées au mal ayant diminué — par épuration, pour ainsi dire — les conditions météorologiques devenant meilleures, le fléau disparut peu à peu, et au mois de décembre nous ne retrouvons plus que le chiffre normal, de six entrées à l'Hôtel-Dieu et de un décès.

Après ce coup d'œil d'ensemble, il nous semble utile d'étudier séparément quelques points particuliers.

CHAPITRE II.

Du nombre des malades atteints par l'épidémie.

Il eût été intéressant de construire une courbe graphique donnant le chiffre hebdomadaire de toutes les personnes atteintes par l'épidémie. Nous aurions pu suivre ainsi le mal pas à pas, et constater, jour par jour, les modifications apportées par les variations atmosphériques. Mais que de difficultés dans des recherches de ce genre! Malgré les nombreuses démarches auxquelles nous nous sommes livré, — soit chez nos confrères, soit dans les maisons hospitalières et les pensionnats, — il nous a été malheureusement impossible d'obtenir des détails assez précis, par suite, d'arriver à un chiffre suffisamment exact.

Cependant, désireux d'avoir une appréciation à ce sujet, nous avons pensé que le meilleur critérium auquel nous

puissions recourir, le *baromètre*, pour ainsi dire, de l'état
sanitaire de la ville, c'était le chiffre des entrées à l'Hôtel-
Dieu.

M. l'Économe a bien voulu nous donner communication
du registre des admissions, portant dans une colonne spé-
ciale l'indication de la maladie. Nous y avons relevé le
chiffre total des entrées pour *fièvre typhoïde*, pendant les
douze mois de l'année 1881, et nous donnons ci-contre,
page 10, le tableau que nous avons pu dresser.

Importance de l'étude de la morbidité. — L'importance
de ces documents n'échappera à personne : car, dans une
étude de ce genre, le chiffre de la mortalité seul ne suffit
pas ; il importe aussi de connaître le chiffre des personnes
atteintes, afin de juger de la violence et de l'étendue du
fléau. A l'appui de notre opinion, nous ne pouvons mieux
faire que de citer un spécialiste[1].

« Il est facile de comprendre l'importance de la notion
« répondant au terme de *morbidité*. Grâce à l'impulsion
« donnée aux études démographiques, nous pénétrons, en
« effet, chaque jour, dans une connaissance plus exacte des
« conditions de natalité, de mortalité, ainsi que dans la
« science de la durée moyenne de la vie ; et nous ne savons
« pas qu'elle est, en cette vie, la durée de la santé, ni par
« conséquent, celle de la maladie ! Cette étude n'est-elle
« pas aussi digne d'intérêt que les précédentes ? Ceux qui
« ont eu occasion d'étudier les conditions d'intensité de tel
« ou tel fléau épidémique sévissant sur une masse humaine,
« ont compris que l'indication du seul chiffre des morts

[1] Article *Morbidité*, par Léon COLIN, in *Dictionnaire encyclopédique
des Sciences médicales*, directeur DECHAMBRE, 2ᵉ série, t. IX, 1ᵉʳ fascicule, p. 315.

TABLEAU I

ENTRÉES DES FIÈVRES TYPHOÏDES A L'HÔTEL-DIEU.

MOIS.	SEMAINES.	ADULTES.		ENFANTS.		TOTAUX PAR	
		Hommes.	Femmes.	Garçons.	Filles.	Semaine.	Mois.
Janvier	I.		2	1		3	
	II.	1		1		2	5
	III.						
	IV.						
Février	I.						
	II.		1			1	
	III.		1	1		2	3
	IV.						
Mars	I.						
	II.						
	III.	1				1	4
	IV.	2	1			3	
Avril	I.		1			1	
	II.						
	III.		2			2	6
	IV.		3			3	
Mai	I.		2			2	
	II.		2			2	
	III.	1	2			3	9
	IV.		2			2	
Juin	I.	1	10	1	1	13	
	II.	2			1	3	
	III.		1	2	1	4	20
	IV.						
Juillet	I.	1	1			2	
	II.	1				1	
	III.		1			1	5
	IV.		1			1	
Août	I.		2			2	
	II.	1				1	
	III.	5	10			15	34
	IV.	6	7	1	2	16	
Septembre	I.	6	5			11	
	II.	4	6			10	
	III.	2	2			4	28
	IV.	2	1			3	
Octobre	I.	3	3			6	
	II.	1	3			4	
	III.	4	3			7	20
	IV.		3			3	
Novembre	I.	1	2			3	
	II.						
	III.	1				2	6
	IV.	1			1	1	
Décembre	I.	2				2	
	II.		1			1	
	III.		1			1	6
	IV.		2			2	
Totaux		49	84	7	6	146	
Totaux généraux		133		13		146	

« ne rendait pas un compte suffisamment exact de la gra-
« vité plus ou moins grande de la situation ; à cette indi-
« cation, sans contredit la plus importante dans la majorité
« des circonstances, il fallait en joindre une autre qui com-
« plétât le tableau , et précisât mieux l'influence morbi-
« fique en disant aussi combien, en outre des décès, elle
« avait causé de maladies ; j'ai donc eu, pour mon compte,
« fréquemment recours à l'expression MORBIDITÉ dans mes
« cours d'épidémiologie , et je l'ai récemment employé
« dans la relation de l'épidémie de variole que j'observai à
« Bicêtre durant le siège de Paris. (Voy. Léon COLIN. De la
« *variole au point de vue épidémique et prophylactique,*
« Paris 1873.)

§ I. — MORBIDITÉ SUIVANT LES MOIS.

Le tableau I montre bien, ainsi que nous le disions dans
l'historique de l'épidémie, que la fièvre existait endémiquement pendant les premiers mois de 1881, puisque nous
trouvons comme entrées à l'Hôtel-Dieu :

En janvier...................... 5
En février...................... 3
En mars........................ 4

A partir du 16 avril, les admissions, qui étaient très irrégulières, deviennent plus fréquentes et nous voyons le
total atteindre 6 pour le mois entier.

En mai, alors que l'épidémie s'étend, le chiffre d'admission monte, il est de 9. Mais le *summum* de cette première période se trouve dans la première semaine de juin
pour laquelle nous relevons 13 entrées, le nombre total
pour juin étant de 20.

Pendant le mois de juillet et la première quinzaine
d'août, le bénéfice du désencombrement se fait sentir et

nous ne comptons plus que 5 entrées à l'Hôtel-Dieu pendant tout le mois de juillet. Pendant les deux premières semaines d'août nous en trouvons 3. Mais dès le lendemain des fêtes, le 16 et le 17, les malades affluent, et en une semaine 15 sont admis. La semaine suivante, c'est 16 qui viennent demander des soins. Aussi le chiffre du mois d'août est-il le plus élevé de toute l'année = 34. Si nous cherchons le rapport qui existe entre ce chiffre et le total général de l'année 1881, nous trouvons la fraction $\frac{1}{4.29}$ c'est-à-dire presque le quart.

En septembre, avons-nous dit, l'épidémie continua ses ravages, de fait les entrées sont relativement nombreuses : = 28. — Octobre ne voit pas décroître sensiblement la violence du fléau qui conduit encore 20 malades à l'Hôtel-Dieu. Ce n'est qu'au mois de novembre que nous pouvons retrouver une semaine entière sans qu'il soit entré un seul typhique à l'Hôtel-Dieu. Pendant les trois autres semaines, le chiffre d'admission est d'ailleurs peu élevé, puisque le total n'est que de 6. La persistance de ce chiffre 6 pendant le mois de décembre, rapprochée des chiffres 5, 3, 4 des premiers mois de l'année, est la meilleure preuve de ce que nous avancions en 1879, et de ce que nous avons répété au début de ce travail, « que la fièvre typhoïde sévit en permanence dans notre cité. »

Ce tableau I, tout restreint qu'il soit, puisqu'il ne porte que sur une certaine classe de la population, embrassant un total de 146 malades, nous permet de faire certaines remarques. Mais, tout d'abord, il est nécessaire de distraire du tableau général de la morbidité, les unités qui figurent pendant les mois ne faisant pas partie de la période épidémique, celle-ci étant limitée du 1er avril au 31 octobre. Nous obtenons alors le tableau suivant.

TABLEAU II.

MORBIDITÉ COMPARÉE PENDANT L'ÉPIDÉMIE.

Entrées des fièvres typhoïdes à l'Hôtel-Dieu.

MOIS.	ADULTES.		ENFANTS.		TOTAUX PAR MOIS.
	HOMMES.	FEMMES.	GARÇONS.	FILLES.	
Avril.................		6			6
Mai	1	8			9
Juin	3	11	3	3	20
Juillet.................	2	3			5
Août.................	12	19	1	2	34
Septembre............	14	14			28
Octobre	8	12			20
Totaux par sexe et âge.	40	73	4	5	122
Totaux généraux par âge	113		9		

§ II. — MORBIDITÉ SUIVANT L'AGE.

La colonne des *adultes* comprend tous les malades âgés de plus de 15 ans ; celle des enfants comprend ceux au-dessous de cet âge. Or, il est aisé de constater, à première vue, que le chiffre des adultes est relativement très élevé, 113 ; car la proportion de ce chiffre au total 122, est de 96,622 %. Ce fait rentre bien, il est vrai, dans la loi générale, la fièvre typhoïde étant essentiellement une maladie de l'âge adulte. Voici, en effet, ce que dit à ce sujet, M. le professeur Jaccoud : « L'âge est au nombre des causes auxi- « liaires les plus importantes ; c'est de 15 à 30 que le « typhus abdominal a son maximum de fréquence ; de 30 à

« 40 la prédisposition est déjà moindre ; de 40 à 50 la
« maladie est fort rare ; après 50 ans, elle est tout à fait
« exceptionnelle. Avant deux ans, la réceptivité semble
« nulle, elle apparaît déjà de 2 à 5 ans et de 5 à 15 la ma-
« ladie est assez fréquemment observée [1]. »

Il nous semble inutile de multiplier ici les citations, cette
opinion paraissant suffisamment établie. Toutefois le chiffre
9 des *enfants* est un peu inférieur en proportion à celui
que l'on observe généralement dans les épidémies.

§ III. — MORBIDITÉ SUIVANT LE SEXE.

Un autre fait nous a frappé ; c'est le chiffre élevé des
adultes du SEXE FÉMININ, 73. Ce chiffre, relativement au
total général 122, est déjà considérable, car sa proportion
est de 59,836 %. Mais proportionnellement au total des
adultes, il est plus fort encore, puisqu'il atteint 64,60 %.

A quoi attribuer cette plus grande *réceptivité* du sexe
féminin pendant cette épidémie ? Nous n'avons pu jusqu'ici
nous en rendre compte. Et cependant ce fait est en opposition avec les observations générales ; car si nous recher-
chons dans le même auteur, Jaccoud, nous y lisons, à
propos de la réceptivité : « Le *sexe* a peu d'influence ;
« cependant le nombre des cas est un peu plus grand dans
« le sexe masculin [2]. »

Les données qui nous ont permis de dresser ce tableau
étant restreintes aux seuls malades de l'Hôtel-Dieu, peut-
être les résultats numériques que nous avons obtenus
seraient-ils modifiés si nous avions pu faire un relevé
général de tous les typhiques de Mâcon. Cependant, parmi

---

[1] *Traité de pathologie interne*, 3ᵉ édition. Tome II, p. 747.
[2] Ouvrage déjà cité.

les malades que nous avons visités nous-même, le plus
grand nombre aussi appartenait au sexe féminin. Bien
qu'il soit contraire aux assertions émises dans les auteurs
classiques, nous avons cru devoir signaler ce fait; peut-être
à un moment donné pourra-t-il servir à poser une loi plus
générale. La science, en effet, procède habituellement par
voie d'observations; parfois ces observations présentent des
phénomènes contradictoires; un jour, une circonstance heureuse permet à une intelligence d'élite de rapprocher, de
grouper certains éléments. Alors la lumière se fait, la vérité
s'impose offrant tous les caractères d'une loi immuable.

§ IV. — TOTAL DES TYPHIQUES ATTEINTS PENDANT L'ÉPIDÉMIE.

Le total des typhiques admis à l'Hôtel-Dieu pendant les
douze mois de 1881 s'élève à 146. Négligeons les trois premiers et les deux derniers mois, pour ne tenir compte que
de la période épidémique. Du 1er avril au 30 octobre, le
chiffre a été de 122. Si, à ce nombre, nous ajoutons celui
des malades vus en ville par nos confrères et par nous-
même pendant la même période, 294, disons 300, nous
obtenons le chiffre 422, qui représente, à quelques unités
près, le total des personnes atteintes par l'épidémie. A ce
moment, la population de Mâcon était, d'après le dernier
recensement (18 décembre 1881), de 18,307 habitants. La
proportion des typhiques est donc de 1 sur 43,38 habitants, ou, si l'on préfère de 23,05 sur 1,000 habitants.
Nous ne donnons pas ce chiffre comme étant d'une exactitude absolument rigoureuse, parce que, d'une part, certains documents nous ont manqué, — ce qui fait quelques
unités en moins, — et que, d'autre part, dans les notes
qui nous ont été remises par certains de nos confrères, figurent des malades habitant St-Laurent — ce qui donne des

unités en plus. — Au point de vue d'une épidémie sévissant sur Mâcon, Saint-Laurent pourrait, à certains points de vue, être considéré comme un faubourg. Toutefois, nous jugeons que les conditions hygiéniques y sont assez différentes pour que Saint-Laurent puisse former une petite cité à part. D'ailleurs, si nous ajoutions Saint-Laurent à notre travail, pourquoi ne pas y joindre aussi la Coupée, Charnay, Flacé qui sont à quelques pas de la ville, et ont avec Mâcon des communications, des échanges quotidiens? Notre travail changerait ainsi de cadre, et voulant étendre trop loin nos investigations, nous risquerions de nous égarer.

Malgré son défaut d'exactitude absolue, le chiffre que nous présentons nous semble suffisamment approximatif pour pouvoir donner une appréciation sur la violence de l'épidémie. D'ailleurs, à notre avis, dans des recherches de ce genre, c'est moins le chiffre brut, en lui-même, qu'il faut considérer, que ses variations quotidiennes ou hebdomadaires, eu égard aux modifications atmosphériques. Cette étude fera le sujet des chapitres suivants.

Un mot encore à propos du nombre des malades. Vous avez sans doute remarqué, Messieurs, que, dans tous ces calculs, l'armée ne figure pas. En effet, il nous a semblé bon de laisser de côté le chiffre des malades fournis par les divers corps d'armée composant la garnison de Mâcon, bien que nous possédions ces documents. Voici pourquoi : une statistique de ce genre n'a de valeur que si elle porte seulement sur des individus soumis aux mêmes influences de milieu. Ce qu'elle doit nous enseigner, c'est la proportion des malades sur 100 ou 1,000 habitants *à résidence fixe*. Dans ces circonstances, l'armée doit être considérée — au moins pour 1881 — comme une population flottante, dont il faut négliger les éléments, puisqu'elle n'a pas séjourné à Mâcon pendant toute la durée de l'épidémie. C'est par suite de cette élimination que le chiffre de la population donné plus haut ne concorde pas avec celui qui est inscrit sur les registres de l'état civil. Ce chiffre est, en réalité, de 19,567. Or, l'armée y figure pour 1,260, d'après le relevé officiel de l'effectif au 1ᵉʳ avril 1881. Déduction faite de ces 1,260, il reste bien le chiffre 18,307, sur lequel nous avons calculé précédemment.

CHAPITRE III.

Durée moyenne de la fièvre et de ses complications.

§ I. — DURÉE DE LA FIÈVRE.

Un autre sujet d'étude fort intéressant, qui peut-être aurait pu contribuer dans une certaine mesure aux progrès de la science, c'est la durée moyenne de la maladie, suivant l'âge, le sexe, l'époque de l'épidémie, les conditions météorologiques. Mais il nous a été absolument impossible de recueillir à ce sujet aucun renseignement digne d'être utilisé. D'ailleurs, il y aura toujours, dans les recherches de ce genre, des points trop difficiles à préciser, pour que l'on puisse de sitôt arriver à une loi d'une exactitude à peu près rigoureuse. Il faudrait pouvoir déterminer avec précision : quand débute la maladie : où s'arrête la période dangereuse : à quel moment commence la convalescence, etc., etc., questions des plus ardues, variant suivant chaque individualité, et échappant aux investigations du médecin civil.

En effet, dans la classe laborieuse, le malade résistera le plus longtemps possible à l'invasion du mal et ne s'arrêtera

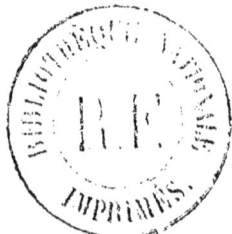

qu'au moment où, dominé par la fatigue ou la douleur, il
se verra forcé d'interrompre son travail. Sitôt la période
aiguë passée, sans prendre le temps de réparer suffisamment ses forces, il retournera à son labeur.

Vous voyez par là, Messieurs, que l'appréciation exacte
de la durée d'une maladie est impossible. La même observation peut s'appliquer aux documents que nous aurions
pu puiser dans les registres de l'Hôtel-Dieu. Car le point le
plus important, la date du début de la maladie est presque
toujours inexacte ou inconnue, les malades venant demander leur admission à des époques très variables.

D'autres fractions de la société peuvent offrir à ce sujet
des documents plus précis, vraiment exacts; l'armée, par
exemple, où la moindre indisposition est dès le début
signalée par le malade qui n'a aucun intérêt à la dissi-
muler. Consignée sur le registre de l'infirmerie, la date
de ce début pourra toujours être retrouvée dans le cas où
la maladie, en s'aggravant, exigerait le transfert du malade
à l'hôpital. De même, le soldat ne quittera l'hôpital qu'au
moment où la convalescence, se dessinant franchement,
lui permettra d'aller sans danger respirer, pendant deux
ou trois mois, l'air du pays natal.

Dans ces conditions, il est possible de dresser une statistique exacte de la *morbidité*, en appréciant, successivement
ou simultanément, le chiffre des malades et la durée de
leur maladie. D'ailleurs, ces recherches ont été faites. Mais
pour nous, médecins civils, la tâche, nous le répétons, est
au dessus de nos moyens d'investigation.

§ II. — FORME DE LA MALADIE.

Cette épidémie, sans être très meurtrière, comme on le
verra dans un des chapitres suivants, a été grave par les

complications fréquentes que présentaient les malades. Parmi ces complications, l'hémorrhagie intestinale a été très commune. Chacun de nos confrères a eu, comme nous, plusieurs fois à lutter contre ce dangereux accident. Mais heureusement, je ne sache pas qu'un seul cas de mort puisse être attribué uniquement à cette complication, tandis que certains accidents nerveux ont plusieurs fois entraîné la mort : citons particulièrement l'ataxo-adynamie qui a été fréquente, et a même été la note dominante, le type caractéristique de l'épidémie. Cette issue fatale était due soit à l'épuisement nerveux exagéré, soit à l'impossibilité où se trouvait le malade d'absorber ni aliment ni médicament.

CHAPITRE IV.

Influence de l'état météorologique sur la marche de l'épidémie.

Des tableaux d'observations météorologiques sont quotidiennement dressés par les élèves-maîtres de l'Ecole normale de Mâcon. Nous avons groupé par semaine les chiffres contenus dans ces documents et avec ces *moyennes hebdomadaires*, nous avons construit des graphiques donnant ensemble les courbes de la pression barométrique, de la température et du degré udométrique. Extrayant du tableau I, présenté dans le chapitre II, ce qui a trait à l'épidémie, nous avons construit une courbe représentant les entrées à l'Hôtel-Dieu ; ce chiffre des entrées étant toujours celui sur lequel nous pouvons nous baser comme révélant l'état sanitaire de la ville. Enfin, nous avons pu y joindre deux courbes de la mortalité par fièvre typhoïde, l'une par totaux hebdomadaires, l'autre par totaux mensuels.

§ 1. — TEMPÉRATURE ET PRESSION BAROMÉTRIQUE.

Après avoir suivi jusqu'à la fin de juin une marche à peu près parallèle et régulièrement ascendante, nous voyons les courbes de la température et de la pression barométrique prendre, à partir de cette époque, une marche divergente. Cette divergence ne se constate que pendant un mois; dès le mois de juillet, les deux courbes suivent de nouveau une ligne parallèle et descendante jusqu'au milieu d'août. Alors la divergence reparaît, et cette fois-ci, plus accusée que précédemment, se continue jusqu'à la fin de l'année.

Loi régissant les rapports de la température et de la pression barométrique. — Cette marche, en apparence singulière, cette opposition à peu près constante entre les deux courbes, est exactement conforme aux observations générales, et rentre dans la loi formulée par Kœmtz : « Quand le baromètre baisse dans un pays, cela tient à ce « que la température de ce pays est plus élevée que celle « des contrées avoisinantes, soit parce qu'il s'est échauffé « directement, soit parce que ces contrées se sont refroidies ; « au contraire, l'ascension barométrique prouve que ce « pays devient plus froid que ceux qui l'entourent [1]. »

Or, il ne faut pas restreindre ce mot de *contrées voisines* aux régions situées seulement à quelques kilomètres, mais aussi l'étendre à des contrées plus éloignées. A partir du mois de septembre, les neiges, dont les montagnes de la

---

[1] KœMTZ (L.-F.), *Cours complet de météorologie*, traduct. franç. 1843, cité par J. Gavarret : article *Atmosphère*. — *Dictionnaire encyclopédique des Sc. méd.*, par Dechambre. T. VII, p. 158.

Savoie commencent à se couvrir, produisent à Mâcon ces deux phénomènes inversement proportionnels : abaissement de la température, élévation de la colonne de Torricelli.

En même temps, et suivant une loi parallèle, nous voyons la courbe du degré udométrique présenter des oscillations en rapport inverse avec celles de la température. Pendant les mois d'avril et de mai, alors que la température oscille entre + 10° et + 15°, le degré udométrique oscille autour de 20. En juin, juillet et août, la température s'élève, la courbe udométrique s'abaisse. Mais à partir du mois de septembre, lorsque la courbe thermique en redescendant retrouve le chiffre + 15°, on voit la courbe udométrique monter brusquement à 55 et osciller autour de 30 comme moyenne jusqu'à la fin d'octobre, alors que la température est redescendue à + 5°.

Climat de Mâcon. — Cette observation, quoique portant sur une période de 8 ou 9 mois seulement, est des plus intéressantes. Elle démontre que notre ville, qui d'ailleurs se trouve sur la ligne isotherme réelle de + 10°, est douée d'un climat assez bénin. Les phénomènes météorologiques y suivent une marche régulière, à l'abri de ces subites et profondes perturbations qui, sans compter les ravages agricoles, ébranlent toujours fortement la santé publique. Si quelque cause d'infection ne venait rompre cet équilibre, la santé publique devrait y être toujours florissante [1] ...

---

[1] L'isotherme réelle de 10 degrés part du bord de l'Océan près de « Fécamp, passe à Orléans, puis se dirige par un cours très sinueux « vers Rodez, passe dans la pente S. des Cévennes, entre dans la vallée « du Rhône, s'élève jusque vers Mâcon, puis retourne au sud des Alpes « et rejoint l'isotherme théorique au nord de la mer Noire. » Ex article *Météorologie*, par Renou, in *Dictionnaire encyclopédique des Sc. méd.*, dirigé par Dechambre. 2ᵉ série, t. VII, 1ᵉʳ fascicule, pp. 324, 325.

§ II. — MORBIDITÉ ET PRESSION BAROMÉTRIQUE.

Si maintenant on étudie les relations qui peuvent exister entre la courbe des entrées à l'Hôtel-Dieu et celle de la pression barométrique, on voit que le premier maximum des entrées (1ʳᵉ semaine de juin) suit une période où la pression barométrique a été faible. En effet, pendant les mois d'avril et de mai, le baromètre a oscillé entre 735 et 747. Puis, brusquement, la courbe barométrique monte de plus de deux degrés, et immédiatement la courbe de la morbidité baisse.

Le baromètre retombe pendant les chaleurs de juillet et d'août à un chiffre oscillant autour de 745 : par contre, la courbe de la morbidité reprend à partir de la troisième semaine d'août sa marche ascendante. Elle atteint son deuxième maximum, point le plus élevé de la courbe générale annuelle (16, 17), et se maintient pendant deux ou trois semaines à ce chiffre élevé. Puis elle suit une ligne graduellement descendante pendant les derniers mois de l'année, alors que la pression barométrique reprend au contraire une marche régulièrement ascendante.

La relation si frappante et si exacte qui existe entre ces deux courbes ne nous donne-t-elle pas le droit de conclure à un rapport de cause à effet entre ces deux phénomènes et ne pouvons-nous pas attribuer en partie à ces abaissements considérables de la pression barométrique l'accroissement de la morbidité ?

Cette idée, d'ailleurs, est professée déjà par un certain nombre d'hygiénistes. Quelques-uns même vont jusqu'à faire de la fièvre typhoïde une maladie saisonnière, parce qu'elle se manifeste d'ordinaire avec le plus de violence pendant la période pluvieuse de l'automne succédant aux grandes chaleurs de l'été. Néanmoins nous ne saurions accepter sans réserves cette classification du typhus abdominal dans la catégorie si large et si élastique des maladies saisonnières. Et voici pourquoi : c'est que la fièvre typhoïde, d'après les recherches les plus récentes, étant vraisemblablement due à un germe infectieux spécial, à un microbe si l'on veut, revêt par là même , un caractère absolument distinctif. Il nous semble donc qu'elle doit être à jamais séparée de ces affections plus bénignes dont l'éclosion reconnait pour cause un refroidissement plus ou moins subit de la température, ou un accroissement du degré hygrométrique. Ces maladies, non virulentes, souvent contagieuses, presque toujours épidémiques (parce que toute une région se trouve au même moment soumise aux mêmes conditions atmosphériques), ces maladies sont bien des affections saisonnières, disparaissant avec la cause qui les a fait surgir. La fièvre typhoïde, au contraire, toujours identique à elle-même sous toutes les latitudes, contagieuse, infectieuse, subit, il est vrai, l'influence des modifications météorologiques, mais ne peut pas naître directement et spontanément de ces perturbations elles-mêmes.

§ III. — INFLUENCE DU DEGRÉ UDOMÉTRIQUE SUR LA MORBIDITÉ.

En comparant la courbe du degré udométrique avec celle des entrées à l'Hôtel-Dieu, on voit que la première période de l'épidémie (15 avril-fin juin) a suivi rapidement une élévation du chiffre udométrique. Car, pendant le mois d'avril et la première semaine de mai, il s'est maintenu à un chiffre relativement élevé — de 15 à 34. — A partir du mois de mai, la courbe udométrique diminue pour rester avec quelques oscillations irrégulières, à un niveau moyen jusqu'à la troisième semaine d'août. Parallèlement, la courbe de la

morbidité, après une brusque ascension pendant la première semaine de juin, redescend pendant le mois de juillet
et la première moitié d'août. Puis les deux courbes subis-
sent ensemble une élévation considérable et subite pendant
la troisième semaine d'août, alors que la température reste
élevée et que la pression barométrique diminue. La courbe
udométrique, tout en subissant une série d'oscillations
brusques et profondes, se maintient très haut jusqu'à la
dernière semaine d'octobre, et corrélativement, la courbe de
la morbidité reste à un niveau élevé jusqu'à la même
époque.

Influence de l'humidité sur le corps humain. — Cette
étude est assez digne d'intérêt et montre combien notre
corps est sensible aux variations hygrométriques de l'atmosphère. Cette influence a été signalée et décrite avec auto-
rité par M. le professeur Fonssagrives. Voici ce qu'il dit à
ce sujet :

« L'humidité atmosphérique est aggravatrice de la cha-
« leur comme du froid, dans le midi et dans le nord, et
« cela se conçoit ; quand il fait chaud, l'humidité fait lan-
« guir la transpiration insensible et l'exhalation pulmo-
« naire qui sont les deux grands moyens de refrigération
« de l'économie par évaporation de ses liquides ; quand il
« fait froid, elle donne à l'air qui baigne nos organes des
« conditions de conductibilité calorifique qu'il n'a pas
« quand il est sec, et l'humidité accroît la perte de chaleur
« que subit l'économie. Pour des climats de chaleur égale,
« l'humidité produit, de plus, une atonie des voies diges-
« tives, une sorte de torpeur musculaire, une imperfection
« des dépurations respiratoire et cutanée, compensée par
« une augmentation de la secrétion urinaire. Il faut aussi
« tenir compte de la diminution des excitants lumineux
« et calorifiques ; de l'accroissement des maladies zymo-

PRESSION BAROMÉTRIQUE.   TEMPÉRATURE.   ÉTAT HYGROMÉTRIQUE.   ENTRÉES DES MALADES À L'HÔTEL-DIEU POUR FIÈVRE TYPHOÏDE (TOTAUX HEBDOMADAIRES).   MORTALITÉ PAR FIÈVRE TYPHOÏDE (TOTAUX HEBDOMADAIRES).   MORTALITÉ PAR FIÈVRE TYPHOÏDE (TOTAUX MENSUELS).

Imp. Protat Frères Macon. — Annales de l'Académie. Tome V.

« de l'Europe où le chiffre de la mortalité est le plus élevé.
« Tandis qu'en France, par exemple, il n'y a qu'un décès
« par 40 habitants, en Russie, il y a un décès par 24 habi-
« tants.

« Lors de l'épidémie cholérique de 1865-1866, M. Ta-
« min-Despolles a noté qu'à Paris le début et la recru-
« descence du choléra se sont montrés avec le vent d'*est*
« et que la décroissance du fléau a suivi l'apparition des
« vents d'*ouest*.

« La constitution typhoïde qui a régné à Poitiers en
« 1871 et 1872 a coïncidé avec les vents *est* et des froids
« excessifs, sans qu'il soit survenu la moindre variation
« dans la quantité d'ozone atmosphérique. Enfin Casper,
« de Berlin, a remarqué qu'il y avait un maximum de
« décès par les vents d'*est*.

« Autant M. de Touchimbert incrimine les vents d'*est*,
« autant il considère les vents d'*ouest* comme salubres.....
« Ces derniers vents sont salubres, parce que, en raison de
« leur légèreté, ils permettent aux miasmes de s'élever
« facilement dans l'air et d'être emportés au loin.....[1] »

Dans une discussion de ce genre, c'est moins la direction
du vent qui devrait, à notre avis, être prise en considéra-
tion que son influence sur la pression barométrique.

Or, voici le tableau des vents qui, pendant l'année 1881,
ont plus particulièrement soufflé à Mâcon. Ces renseigne-
ments ont été extraits des Bulletins mensuels de la commission de météorologie dont il a été déjà parlé.

Il est facile de voir que le vent d'*est* est bien celui qui
a prédominé pendant la première période de l'épidémie,

---

[1] *Extrait du* Registre des délibérations du Conseil d'hygiène et de
salubrité de Poitiers, depuis 1873 jusqu'à 1880, et Rapport par M. le
Dr JABLOUSKI. — Poitiers, 1881, p. 54 et seq.

TABLEAU IV.

DIRECTION MOYENNE MENSUELLE DES VENTS.

MOIS.	DIRECTION maximum.	VARIANTES.	DIRECTION minimum.	VARIANTES.
Avril..........	Nord.	Est, ouest.	Sud.	Est.
Mai	Est.	Nord.	Ouest (nomb.)	Nord.
Juin	Est.	Nord.	Ouest.	Sud
Juillet..........	Ouest.	Nord, sud.	Est.	Sud.
Août	Ouest.	Nord, sud.	Est.	Nord du 1er au 15 Sud du 15 au 30
Septembre	Est.	Sud.	Ouest.	Sud.
Octobre	Nord.	Est.	Sud.	
Novembre......	Est.	Sud.	Ouest.	Nord, sud.
Décembre	Nord.	Est.	Sud.	Est, ouest.

tandis que, pendant le calme qui a séparé les deux *summum* de la fièvre, le vent d'*ouest* avait franchement pris le dessus.

Pour la seconde période, la relation semble moins exacte ; car la fièvre a reparu dès le 17 août, tandis que le vent d'*est* n'a soufflé qu'en septembre. Mais nous avons expliqué plus haut (p. 7) quelle était, à notre avis, la cause du retour offensif de l'épidémie. Nous ferons en outre remarquer qu'à partir du 15 août, le vent du *midi* a été sinon le vent dominant, du moins la variante la plus fréquente. En même temps, la température et le degré udométrique augmentaient, ce qui produit cette humidité chaude dont parle M. Fonssagrives (pag. 24). Quant à tirer de ces faits une conclusion formelle, il nous semblerait aujourd'hui difficile de le faire. Bornons-nous à les enregistrer, et attendons de l'avenir de nouvelles observations.

CHAPITRE V.

De la mortalité par fièvre typhoïde pendant l'année 1881, et spécialement pendant la période épidémique.

En relevant le chiffre des décès causés par la fièvre typhoïde pendant les douze mois de l'année 1881, sans distinction d'âge ni de sexe, nous trouvons les résultats suivants :

TABLEAU V [1].

DÉCÈS PAR FIÈVRE TYPHOÏDE.

Janvier.	Février.	Mars.	Avril.	Mai.	Juin.	Juillet.	Août.	Septembre.	Octobre.	Novembre.	Décembre.	TOTAL.
2	0	0	1	2	9	2	6	18	7	1	4	52

Ce sont donc 52 personnes de tout âge et de tout sexe que la fièvre typhoïde a emportées pendant toute l'année 1881. En l'absence de documents comparatifs avec les années précédentes, nous l'avons dit plus haut, nous ne pouvons savoir quelle est l'importance de ce chiffre relativement à la moyenne annuelle pour notre ville. Un simple coup d'œil jeté sur la courbe de la mortalité (tableau III), suffit pour montrer l'influence exercée sur les décès par la pression barométrique, la température, le degré udométrique. Nous ferons cependant une remarque. La période la plus meurtrière de l'épidémie a correspondu aux semaines pendant lesquelles la courbe udométrique subissait les oscillations les plus violentes. Ce fait vient encore confirmer l'opinion du professeur Fonssagrives que nous avons rappelée plus haut.

Dans ce chapitre, nous nous occuperons surtout de la mortalité comparée, suivant les sexes et les âges. En groupant les chiffres d'après ces données, nous obtenons le tableau suivant :

TABLEAU VI[1].

MORTALITÉ A MACON PAR FIÈVRE TYPHOÏDE

suivant l'âge et le sexe, pour toute l'année 1881.

MOIS.	HOMMES.	FEMMES.	GARÇONS.	FILLES.	TOTAUX par mois.
Janvier				2	2
Février..........					
Mars					
Avril		1			1
Mai		1	1		2
Juin............	4 (2)	3		1	8
Juillet..........	1	1			2
Août...........	3	3		1	7
Septembre	7	9		2	18
Octobre	2	5			7
Novembre.......	1				1
Décembre.......	1	2		1	4
TOTAUX	19	25	1	7	52

[1] Dans ce tableau et dans le suivant, nous avons, comme précédemment, page 10, tableau I, fixé la limite de l'âge adulte à 15 ans.

[2] Dont trois militaires.

Si, de ce chiffre 52, nous soutrayons les unités enlevées par le mal en dehors de la période que nous avons considérée comme épidémique (du 1ᵉʳ avril au 31 octobre) nous avons un total encore assez élevé 45, qui se répartit en deux *summum* bien accentués, correspondant aux deux phases que nous avons étudiées dans l'épidémie ; on peut les grouper de la façon suivante :

TABLEAU VII.

MORTALITÉ PAR FIÈVRE TYPHOÏDE

suivant l'âge et le sexe, pendant l'épidémie (1ᵉʳ avril-31 octobre).

MOIS.	HOMMES.	FEMMES.	GARÇONS.	FILLES.	TOTAUX par mois.
Avril...............		1			1
Mai		1	1		2
Juin...............	4	3		1	8
Juillet............	1	1			2
Août....	3	3		1	7
Septembre........	7	9		2	18
Octobre..........	2	5			7
TOTAUX	17	23	1	4	45

De ce total 45, nous croyons logique de distraire encore 3 unités qui figurent en juin dans la colonne des adultes hommes, et qui ont porté sur des militaires (puisque nous n'avons nulle part dans notre étude tenu compte de l'armée). Le chiffre qui nous reste est donc de 42.

Proportionnellement au total des malades mentionné plus haut (p. 24), s'élevant à 422, le chiffre de la mortalité atteint 9,95 %. L'épidémie n'a donc pas été très meurtrière, comme nous l'avions avancé dès le début. Voici, en effet, ce que dit le professeur Jaccoud, à propos de la mortalité. « Le chiffre de la mortalité varie dans de notables « limites, suivant les épidémies, suivant les conditions « hygiéniques des hôpitaux, suivant les contrées ; aussi ne « peut-on accepter comme moyennes générales que celles « qui sont fournies par des statistiques très nombreuses « portant sur des cas de provenances diverses ; on arrive « alors à ce résultat que la mortalité de la fièvre typhoïde « est comprise entre un *minimum* de 18 et un *maximum* « de 25 %[1]. »

D'autre part, « voici quels sont les chiffres que donne la « statistique des fièvres typhoïdes traitées à l'Hôtel-Dieu de « Poitiers, pendant l'année 1879-80 :

« Malades.................... 95
« Guéris.................... 73
« Morts.................... 22[2]. »

ce qui constitue une mortalité de 23,27 %.

Mâcon, somme toute, n'a donc pas été très éprouvé, et la fièvre, tout en atteignant de nombreuses personnes, a fait relativement peu de victimes.

Mortalité féminine plus élevée que la mortalité masculine. — Mais si le chiffre de ces victimes en lui-même n'est pas très élevé, la proportion des décès portant sur le sexe féminin est très considérable. Nous avons pu compter, en effet, 23 femmes adultes et 4 filles : total 27, contre 14 hommes adultes et 1 garçon, total 15.

Ce chiffre 27 relativement au total des décès 42, atteint la proportion de 64,285 %.

[1] Jaccoud, ouvrage cité, p. 779.

[2] *Extrait du* Registre des délibérations du Conseil d'hygiène et de salubrité de Poitiers, depuis 1873 jusqu'à 1880, et Rapport par le Docteur Jablouski, Poitiers, 1881, p. 193.

Relativement au nombre des malades 422, il est de 6,398 %. Nous prenons pour terme de comparaison le chiffre 422, total des personnes atteintes, et non pas seulement 78, chiffre de la morbidité féminine (page 13, tableau II), parce que les décès ont porté aussi bien sur les malades traitées en ville que sur celles qui ont été soignées à l'Hôtel-Dieu.

En poussant plus loin l'analyse, si nous cherchons la proportion des décès d'adultes femmes seules, nous trouvons qu'elle est de 54,74 %, tandis que celle des hommes adultes n'est que de 33,33 %; la proportion de la mortalité masculine (adultes et garçons réunis) étant de 35,714 %.

Cette mortalité si élevée frappant le sexe féminin est évidemment en rapport avec la morbidité féminine que nous avons déjà vue s'élever, pour l'Hôtel-Dieu seul, à une proportion de 59,836 % (pag. 13). Due sans doute aux mêmes causes, cette mortalité demeure aussi, jusqu'à plus ample informé, sans explication plausible. Et ce qu'il y a de très remarquable, — mais dans un ordre absolument inverse, — c'est le chiffre infime de la mortalité des garçons; un seulement pour la période épidémique, voire même pour toute l'année!

Est-ce le génie spécial de cette épidémie? est-ce la conséquence de causes occultes déroutant jusqu'ici les investigations? Des recherches ultérieures pourront peut-être éclairer ce point, pour le moins bizarre, de démographie pathologique.

IIᵉ PARTIE

Les Causes de la fièvre typhoïde à Mâcon.

PROLÉGOMÈNES

Classification des villes suivant l'altitude. — Dans une monographie fort remarquable traitant du *climat*, insérée dans le *Dictionnaire encyclopédique des Sciences médicales*, M. le professeur Fonssagrives étudie successivement l'influence des divers éléments de l'atmosphère sur le corps humain. Dans le chapitre ayant trait à la pression de l'air, nous relevons un paragraphe spécial sur l'altitude des villes, que l'auteur divise en cinq catégories :

1° Villes de hauts plateaux, 2° villes alpestres, 3° villes de montagnes, 4° villes de collines, 5° villes au niveau de la mer ou au dessous, en assignant aux premières une hauteur arbitraire de 4,060 mètres à 2,000 mètres ; aux secondes une hauteur de 2.000 à 1,000 mètres ; aux troisièmes une hauteur de 1,000 à 300 mètres ; aux quatrièmes une hauteur de 300 à 50 mètres et aux dernières une hauteur de 50 mètres au dessus à 4 mètres au dessous du niveau de l'Océan. Cherchant dans ce chapitre ce qui peut plus spécialement s'appliquer à notre cité, dont l'altitude moyenne est de 180 mètres, nous lisons :

« *Villes de collines et de falaises.* On peut les diviser « ainsi : celles de plus de 200 mètres (Pau, Draguignan

3

« Vesoul, Dijon, Turin, etc.); celles de plus de 100 mètres
« (Lima, Prague, Moscou, Vienne [Autriche], Toulouse,
« Châlon-sur-Saône, Lyon, Carcassonne); celles de moins
« de 100 mètres (Dresde, Constantinople, Paris, Tours,
« Beauvais, Rennes, etc.).

« Ces villes sont, toutes choses égales d'ailleurs, les plus
« salubres de toutes ; elles le sont d'autant plus qu'elles se
« rapprochent davantage de la limite maximum que nous
« leur avons assignée; elles échappent, en effet, à l'in-
« fluence climatérique des villes des hauts plateaux et des
« villes alpestres, et, de plus, elles n'ont pas les dangers
« des villes des vallées. Largement aérées, abondant en
« lumière, reposant sur un sol d'ordinaire rocheux et d'une
« déclivité qui ne permet pas aux eaux de stagner, elles
« ont de plus l'avantage, si elles n'occupent pas le sommet
« de la colline et si elles ont une bonne orientation, d'avoir
« dans la colline elle-même un abri contre certaines con-
« ditions agressives de température. Et je dois rapprocher,
« comme altitude, des villes de colline, en ce qui concerne
« la température du moins, les villes qui sont situées sur
« des plaines élevées de 300 mètres à 50 mètres. [1] »

Hélas! combien la réalité chez nous répond mal à ce
tableau enchanteur! Mais ne serait-ce pas la faute de quelque vice caché soit dans le sol que nous foulons, soit dans
l'air que nous respirons ou dans l'eau que nous buvons?
Telles sont les questions que cette lecture nous a suggérées
et, après longües réflexions, nous avons cru pouvoir ratta-
cher l'origine de notre infériorité sanitaire à certaines
causes que nous allons énumérer tout d'abord, et que
nous étudierons ensuite dans des chapitres distincts.

---

[1] Professeur FONSSAGRIVES, article *Climat*, in *Dictionnaire encyclopédique des Sc. méd.*, dirigé par Dechambre, 1re série, t. XVIII, 1er fascicule, p. 46.

Ce sont, à notre avis : 1° le manque d'eau; 2° le défaut d'étanchéité des fosses d'aisance; 3° l'absence de fosses dans de nombreuses maisons; 4° l'organisation par trop primitive et le nombre insuffisant des latrines publiques; 5° le défaut de répression pour les faits de projection de matières fécales dans la rue; 6° la présence à découvert de l'égout collecteur de l'abattoir dans le périmètre de la ville. Et, comme cause accessoire, nous étudierons l'emplacement défectueux des bains de rivière.

CHAPITRE Ier.

§ I. — DU MANQUE D'EAU.

Sources alimentant Mâcon. — Depuis quelques années existe à Mâcon une entreprise particulière pour la distribution de l'eau dans les différents quartiers de la ville. L'eau, prise à certaines sources des environs, est recueillie dans des réservoirs dont les principaux sont ceux de Bioux et de Flacé, d'où elle est dirigée soit aux bornes-fontaines établies dans les rues, soit dans les maisons.

Qualité de l'eau. — Disons, en passant, que la qualité de cette eau est malheureusement loin de répondre non seulement au désir des consommateurs, mais même aux exigences de l'hygiène. Très chargée en sels calcaires, dont le dépôt a vite recouvert d'une couche jaunâtre les carafes et les bouilloires, cette eau qui nous arrive sans être filtrée, ou qui l'est pour le moins très imparfaitement, se trouve, par la moindre pluie, transformée en un liquide boueux, dont chacun a pu constater le goût de marécage et l'aspect repoussant.

Nous ne discuterons pas ici le chiffre de la taxe annuelle imposée aux propriétaires qui veulent faire monter l'*eau de la Compagnie* aux différents étages de leur maison. Un vœu toutefois à exprimer : c'est que ce chiffre puisse être abaissé de façon à devenir accessible à tous ; car il y a encore de très nombreuses maisons qui ne possèdent pas de robinets. Et, en général, ce sont les maisons les plus populeuses, celles qui abritent de nombreux ménages d'ouvriers, celles-là même où le besoin d'eau est le plus nécessaire pour tous les usages domestiques.

Qu'en résulte-t-il ? Deux genres principaux d'inconvénients : 1° pour les besoins de l'alimentation ; 2° pour les exigences de la propreté. Envisageons successivement ces deux points.

A. *Pour l'alimentation.* — Chaque été, nous voyons placardé sur les murs de la ville un arrêté municipal avertissant la population que, vu l'insuffisance du contenu des réservoirs, les robinets qui distribuent l'eau en ville, seront fermés pendant toute la journée, excepté trois heures le matin et trois heures le soir. Il est assurément fort sage de ménager l'eau afin de pouvoir, en l'économisant, atteindre le mois de *pluviôse*, où les sources, fournissant plus abondamment, permettront aux habitants de se désaltérer autant que bon leur semblera. Mais, malheureusement, c'est en été que le besoin d'eau est le plus impérieux ; surtout en été il faudrait que les réservoirs pussent fournir largement à la consommation considérable exigée par l'hygiène et par la température.

N'en trouvant pas aux bornes-fontaines, la population

---

[1] Souvent même on voit nager dans les carafes ce petit crustacé, vulgairement nommée crevette d'eau. (Gammarus pulex, *Lamarch.*).

est obligée de se passer d'eau ou de recourir à celle des puits et des pompes qui existent dans la ville : on verra plus loin comment cette eau, étant altérée, devient nuisible à la santé. La population est donc placée dans cette alternative : ou périr de soif et de sécheresse, ou se servir d'une eau infectée.

Dans la cour intérieure d'une maison, occupée par de nombreux habitants, se trouve un puits dont l'eau, après quelques minutes d'exposition à l'air, se recouvre d'une couche huileuse, irisée, due évidemment à la présence de détritus organiques en putréfaction, et d'acides organiques (butyrique, caproïque, etc.).

B. *Pour la propreté.* — N'ayant pas d'eau même pour boire, Mâcon en a moins encore pour arroser ses rues, laver ses ruisseaux. Dans les villes voisines qui, par des systèmes plus ou moins ingénieux, possèdent de l'eau en quantité suffisante, — et pour n'en citer qu'une bien rapprochée. Chalon. par exemple, — on ouvre les bornes-fontaines deux fois par jour, quelque temps qu'il fasse.

Les ruisseaux abondent d'une eau fraîche et limpide ; chaque *riverain* est obligé, par règlement de police — quelques procès-verbaux ont suffi pour en faire pénétrer l'habitude dans la population — chaque riverain, disons nous, est obligé d'arroser sa portion de trottoir et sa moitié de rue. Aussi en résulte-t-il une fraîcheur non seulement des plus agréables, mais aussi des plus hygiéniques.

Combien la situation est différente ici ! Nos rues, d'une malpropreté incontestable, remarquée par tous les étrangers, nos ruisseaux où croupissent quelques flaques d'eau noirâtre et plus ou moins puante, ne sont lavés que par la pluie. Il en résulte une infection de l'air, une infection du sol par tous les détritus qui se trouvent toujours dans les villes, par tous les liquides putrescibles ou putréfiés qui cheminent lentement à travers nos rues. Ces liquides s'évaporent en partie, répandant dans l'atmosphère des gaz délétères ; et l'autre partie s'infiltre dans le sol dont elle contribue à augmenter l'imprégnation miasmatique.

Un autre inconvénient de ce défaut d'eau, c'est la malpropreté qui caractérise trop fréquemment les cabinets d'aisance, et ce, surtout dans les maisons ouvrières. Nous savons bien que la propreté est une demi-vertu, que cette demi-vertu est rare ou difficilement praticable dans cette classe dont les heures sont absorbées par un labeur incessant. Mais nous sommes de ceux qui croient à la perfectibilité morale de l'espèce humaine, de ceux qui croient que si l'ouvrier avait à sa disposition ce qu'il faut pour être propre, il le deviendrait. Et l'on verrait alors disparaître ces cloaques infects et repoussants qui existent sur les paliers intermédiaires à chaque étage de certaines maisons et qu'une porte disjointe laisse trop souvent apercevoir au passage. Et qu'on n'aille pas croire que nous faisons ici du roman. Non, Messieurs, malheureusement, c'est du réalisme — et du réalisme que nous autres, médecins, nous sommes appelés à constater chaque jour !

§ II. — DES ÉGOUTS.

Comme corollaire du service des eaux, nous aurions à examiner la question des égoûts, question d'une sérieuse importance. Leur récente construction fait espérer que toutes les mesures ont été prises pour qu'ils puissent rendre à la cité les services qu'on est en droit d'en attendre. Néanmoins reste à examiner si par leurs parois dont l'étanchéité devrait être parfaite, ils ne serviraient pas plutôt à disséminer un peu plus dans le sol les liquides putrides et leurs miasmes qu'ils sont chargés d'emmagasiner et de transporter au loin. Reste à vérifier si leur forme est bien celle que l'on recommande comme étant la plus propre à l'écoulement des eaux et au cheminement des immondices qu'elles doivent pousser devant elles.

Dernièrement nous avons pu étudier les rapports si détaillés, si instructifs que le Ministère de l'agriculture et du commerce a publiés sur ce sujet, à propos de ces odeurs infectes qui avaient fait de Paris une ville inhabitable l'été dernier. Là, nous avons pu entrevoir l'étendue immense de cette question qui n'est peut-être pas encore définitivement tranchée ; mais la lumière se fait chaque jour davantage, grâce au zèle infatigable du conseil d'hygiène de Paris, et aux recherches aussi minutieuses que savantes des hommes éclairés dont il demande l'avis.

Nous ne pouvons ici traiter plus longuement cette question, dont les développements tant pratiques que théoriques nous entraîneraient trop loin. Nous recommandons à ceux qui voudraient approfondir cette étude, les ouvrages si intéressants et si complets que M. Charles de Freycinet, a fait paraître sur ce sujet [1].

---

[1] C'est à l'obligeance de M. Benet, archiviste du département de Saône-et-Loire, que nous devons la communication de ces ouvrages, dont voici la liste :

— Rapport sur l'assainissement des fabriques et des procédés d'industrie en Angleterre — 1864.

— Rapport sur l'assainissement industriel et municipal en Belgique et dans la Prusse Rhénane — 1865.

— Rapport sur l'assainissement industriel et municipal en France — 1866.

— Rapport sur l'emploi des eaux d'égoût de Londres — 1867.

— Rapport supplémentaire sur l'assainissement industriel et municipal en France et à l'étranger — 1868 — avec planches.

— Principes de l'assainissement des villes, comprenant la description des principaux procédés employés dans les centres de population de l'Europe occidentale pour protéger la santé publique — avec Atlas — 1870.

— Traité d'assainissement industriel, comprenant la description des principaux procédés employés dans les centres manufacturiers de

CHAPITRE II.

Du défaut d'étanchéité des fosses d'aisance.

Le défaut d'étanchéité des fosses d'aisance est une contravention aux règlements de police encore en vigueur plus commune qu'on ne le pourrait supposer. Il existe nombre de maisons, véritables arches de Noë, dont les fosses d'une capacité ordinaire — qui devraient par conséquent être pleines au moins une fois chaque année — ne sont vidées que tous les cinq ou six ans, et dont quelques-unes même n'ont jamais été vidées. Ce fait prouve bien que leurs parois, rien moins qu'étanches, laissent filtrer toutes les parties liquides dans le sol avoisinant. Dans d'autres maisons, et il y en a de construites récemment sur ce modèle, la fosse communique directement avec l'égoût, au moyen d'une ouverture soigneusement ménagée lors de la construction. Plusieurs personnes d'ailleurs l'ont comme nous constaté.

Du tout à l'égout. — Nous savons bien que cette pratique fort contestée au point de vue des résultats hygiéniques, tant pour les habitants de la maison que pour la cité elle-même, est actuellement dans l'Europe entière le sujet de nombreuses études. Ce n'est pas d'hier que date la discussion. Aux yeux de certaines autorités redoutant

l'Europe occidentale pour protéger la santé publique et l'agriculture contre les effets des travaux industriels — avec Atlas — 1870.

(Tous ces ouvrages dus à la plume de M. Charles de Freycinet, alors ingénieur au corps impérial des Mines, ont été publiés sous les auspices du Ministère de l'agriculture et du commerce. — Paris, Dunod, éditeur.)

l'infection du sol par les liquides s'échappant des fosses
mal étanches, le *tout à l'égout* serait le meilleur moyen
pour débarrasser la cité de ses immondices. Certaines villes
l'ont adopté, et semblent s'en trouver assez bien : Londres,
Bruxelles, Madrid, Florence. Mais, sans doute, des conditions spéciales de déclivité et d'irrigation existent dans ces
villes, car l'innocuité de cette méthode est loin d'être dé-
montrée. Récemment encore, la Société de médecine de
Lyon a été saisie de cette question, à la suite d'une lecture faite par M. Gobin, ingénieur, directeur de la voirie.
La discussion a occupé plusieurs séances, pendant lesquelles
les opinions les plus contradictoires ont été formulées. Un
de nos anciens condisciples, M. le Dr J. Teissier, professeur
agrégé, nommé rapporteur d'une commission instituée
par la Société de médecine, à l'effet d'étudier la question
des *égouts de Lyon*, a, dans un travail plein d'érudition,
condamné d'une façon absolue le système du *tout à l'égout*[1].
Pour que l'application de cette méthode soit à peu près sans
danger, il faudrait qu'une masse d'eau considérable coulât
constamment dans les ruisseaux et de là dans les égouts.
Puis tout le réseau des égouts viendrait aboutir à un collecteur immense qui irait déverser ces immondices, non
pas dans les rivières, mais sur des terrains de culture drai-
nés et préparés tout spécialement, comme à Gennevilliers
et à Saint-Germain près Paris, aux Caschines près Florence,
sur les plateaux de Loo et de Pentby près Bruxelles, etc.

Inconvénients du tout à l'égout. — Donc, avec la majorité des hygiénistes, nous déplorons et nous repoussons le
système du *tout à l'égout* : car, plus encore peut-être que
des fosses mal étanches, il a le grave inconvénient d'infec-
ter la ville : 1° par les émanations fétides s'exhalant des

---

[1] Voyez *Lyon médical*, année 1881, t. XXXVI, p. 423 et seq. — et
t. XXXVIII, p. 181 et seq.

bouches d'égoût ; 2° par le transport dans les divers quartiers de déjections parfois contagieuses (dyssenterie, typhus,
choléra, fièvre typhoïde, etc.); 3° par les fissures qui existent toujours dans les parois des égoûts, quelques soins
qu'on apporte à leur construction ; 4° par l'infection des
eaux de la rivière où ils vont aboutir[1]. A Paris, où
ce système a été autorisé pendant un certain temps, on
en a reconnu les inconvénients et la Commission, instituée en 1881, par le Ministère de l'agriculture et du commerce à l'effet d'étudier les causes d'infection de la ville,
a particulièrement insisté dans ses Rapports sur cette mauvaise organisation. C'est sur cet état de choses qu'elle a fait
peser la plus lourde part de responsabilité. Et cependant les
égoûts y ont cette forme dont nous parlions plus haut (œuf
renversé), et la masse d'eau qui les irrigue est de 250,000
à 260,000 mètres cubes par jour[2].

Qu'on juge par là de l'état dans lequel se trouve le
sol d'une ville dont les égoûts, souillés de déjections
humaines, ont une forme rectangulaire, n'offrent qu'une
pente fort peu prononcée et ne sont lavés que par les eaux
pluviales. Et encore faut-il supposer que ces eaux soient
assez abondantes pour former une masse capable de chasser
devant elle les immondices que chaque jour accumule sur
le sol de l'égoût![3]

---

[1] Nous rappellerons d'ailleurs que ce fait est une violation de nombreux décrets parus depuis 1669 jusqu'à nos jours.

[2] Ex:Commission de l'assainissement de Paris, instituée par le Ministère de l'agriculture et du commerce. Rapports et avis de la commission. — Paris, 1881, p. 55.

[3] Au moment de mettre sous presse, nous lisons dans le *Progrès médical* de Paris, n° du 21 octobre 1882, à propos de l'épidémie de fièvre
typhoïde qui sévit actuellement sur la capitale : « Parmi les causes qui
« ont pu exercer une influence sur l'épidémie dans le VII° arrondisse-
« ment, nous pouvons, à titre de document, citer la projection directe
« à l'égoût, sans aucune précaution, des vidanges de l'École militaire,
« de l'Hôtel des invalides, de la Chambre des députés, etc., etc. »

Système de vidanges par aspiration continue. — Aujourd'hui, un autre système très ingénieux, assez simple, comme la plupart des bonnes inventions, vient d'être installé dans un quartier de Paris : c'est le système par *aspiration continue*, imaginé par M. Berlier, ingénieur fort apprécié déjà pour les modifications heureuses qu'il a introduites au système des vidanges à Lyon. Cette méthode nous semble réunir les meilleures conditions pour être parfaitement hygiénique. Son principe, en effet, est de ne jamais laisser dans les sous-sol des maisons, la moindre quantité de matière fécale. Au moyen d'une pompe pneumatique faisant le vide dans un canal parfaitement étanche dont les embranchements parcourent toutes les rues et aboutissent à chaque maison, TOUT est constamment aspiré dans le réservoir commun situé à l'usine [1].

Reste à voir si les difficultés de construction et d'entretien n'en rendraient pas l'application peu praticable dans les centres populeux.

Nous connaissons une maison dont la fosse depuis longtemps remplie à l'excès, a fini par rompre sa paroi et a laissé répandre dans les caves une couche de 20 à 30 centimètres de la matière qu'elle renfermait. Dans cette maison plusieurs personnes ont été atteintes de la fièvre typhoïde. Arrêtons-nous ; il y aurait trop à citer, sans parler de ces fosses, et elles sont nombreuses, qui envoient leurs eaux directement au ruisseau ; oui, au ruisseau qui serpente dans la rue ! C'est, d'ailleurs, un fait hors de conteste.

On ne saurait donc à cet égard, éveiller trop vivement l'attention de ceux qui sont chargés de veiller à la santé publique.

[1] Voyez *La Science pour tous*, n° 28, 15 juillet 1882, pages 218 et seq.

Les conséquences sont faciles à prévoir : — infection du sol, — infection de l'air, — infection de l'eau. — Le sol est imprégné, saturé de matières fécales ; cet état de choses subsistant depuis de longues années, explique la permanence de la fièvre typhoïde dans notre ville. Lorsque surviennent les chaleurs ou une inondation ramenant à la surface du sol les germes de corruption qu'il contient, il est aisé de juger quelles émanations, quelle pestilence s'échappent de la terre. L'air que nous respirons est infecté par les gaz fétides dus à la décomposition lente de ces matières.

Infection des eaux de puits. — Mais là ne se borne pas le mal. Cette imprégnation du sol a une conséquence plus grave encore, parce que, n'offensant pas l'odorat, on s'en aperçoit moins : par là-même elle agit plus sûrement, plus traîtreusement, car elle surprend l'individu sans défense.

Pendant l'été, nous l'avons dit, l'eau des réservoirs est insuffisante. La population est alors obligée de recourir aux puits ou aux pompes qui existent encore dans l'intérieur de la ville ; c'est ici que nous allons expliquer l'influence fâcheuse de cette pratique, que nous avons déjà signalée dans le chapitre Ier. L'eau de ces puits, qui sont peu fréquentés pendant une bonne moitié de l'année, se renouvelle mal, est par conséquent peu aérée, par là même déjà mauvaise. Par le fait de la chaleur, leur niveau se trouve l'été, à un étiage plus bas, c'est-à-dire au dessous de ces couches du sol infecté par les infiltrations dont nous venons de parler. En outre, pour satisfaire à une consommation plus grande, il se produit un appel plus fort que d'habitude sur la nappe d'eau voisine. Il en résulte un lavage plus actif de ces couches profondes du sol imprégnées de détritus humains, dont l'absorption est la cause immédiate de la fièvre typhoïde. — Ceci est un fait d'observation médicale, constaté dans tous les pays, et qu'il est impossible actuellement de mettre en doute, à moins de nier la lumière ; aussi ne nous semble-t-il pas utile de surcharger notre travail de citations.

Mais, pourrait-on nous dire, Mâcon, autrefois, n'avait d'autre ressource que l'eau des puits et cependant il n'est pas établi que la santé publique y fût moins bonne que de nos jours. A cela nous pouvons opposer plusieurs réponses.

1° L'eau des puits, étant seule utilisée, était par là même plus fréquemment renouvelée ; elle n'avait donc pas le temps de subir de décomposition.

2° Les puits, servant davantage, étaient nettoyés plus souvent, et mieux entretenus.

3° L'usage de l'eau de Saône filtrée était plus répandu.

4° Des défauts qui, à cette époque, étaient presque insignifiants, se sont aggravés par la persistance des mêmes causes : l'infection du sol a augmenté.

D'ailleurs, nous tenons de l'un des plus anciens pharmaciens de la ville, que, jadis, pendant l'été, de nombreux habitants d'un même quartier qui prenaient leur eau à un même groupe de puits, étaient atteints d'affections violentes et spécifiques du tube digestif. On voit par là que l'ancien état de choses était loin d'être sans inconvénients.

CHAPITRE III.

Des lieux d'aisance publics.

Dans ce même ordre d'idées nous devons signaler le petit nombre des lieux d'aisance publics et leur organisation défectueuse.

Pour rappeler un mot célèbre, nous dirons que les latrines publiques sont un *mal nécessaire*. Voici pourquoi : de nombreuses maisons, un peu partout dans la ville, n'ont pas de cabinet d'aisances ; les latrines publiques suppléent à ce défaut. Mais comment parer à cet inconvénient ?

Le meilleur serait évidemment de contraindre les propriétaires à placer dans leurs maisons des cabinets avec tous les perfectionnements que la science moderne comporte. A l'établissement des cabinets faut-il ajouter la construction des fosses ? Nous serions tenté de dire non, car l'expérience a prouvé aux commissions d'hygiène qui fonctionnent presque en permanence à Paris, qu'il existe un système meilleur. Ce système est moins dangereux pour la santé publique, parce que, dans son application, il est plus facile à surveiller, qu'il évite l'accumulation dans le sous-sol de matières fermentescibles, infectieuses. Ce sont les *tinettes-mobiles* qu'il ne faut pas confondre avec les *tinettes-filtres*.

Ces appareils, pour la description desquels nous renvoyons aux ouvrages spéciaux déjà cités dans le cours de cette seconde partie, se placent dans le sous-sol de chaque maison ; on les change aussi souvent qu'il est nécessaire.

Leur capacité moyenne est de un hectolitre à un hectolitre
et demi et elles peuvent, sans inconvénient rester en place
un mois ou deux. Mais ce sont des détails qui nous entraînent en dehors de notre sujet ; nous y reviendrons, s'il y
a lieu.

Insuffisance numérique des lieux d'aisance.— Les lieux
d'aisance publics sont en nombre insuffisant. Il en existe
cinq principaux, un à la mairie, un à l'Hôtel-Dieu et trois
sur le quai de hâlage, au sud du pont. Leur abord, toujours malpropre, fait souvent perdre à celui qui l'aurait
eue l'envie d'y pénétrer, et c'est le quai lui-même qui
reçoit le plus fréquemment les déjections. Nous voulons
bien croire que les réglements concernant le nettoyage de
ces lieux sont ponctuellement exécutés ; mais chacun con-
viendra avec nous que certaines améliorations seraient
urgentes. Il faudrait une construction plus aérée, une disposition facilitant mieux le balayage, et surtout un arro-
sage continuel. Mais, hélas ! nous oublions que Mâcon n'a
pas même d'eau pour boire !

Leur emplacement défectueux. — D'autre part, si l'on
tient compte du transport des miasmes par le vent, on verra
que les latrines sont situées le mieux du monde pour infec-
ter la ville.

Le vent du midi est, après celui de l'ouest, celui qui
souffle le plus souvent à Mâcon. Or, c'est précisément celui
qui arrête le moins les miasmes ; par sa température il en
facilite la diffusion, tandis que le vent du nord et ses déri-
vés, par le refroidissement de l'atmosphère, les précipite à
terre et engourdit, s'il ne détruit complètement, la force
germinative de ces micro-organismes que les savantes et
minutieuses recherches de M. Pasteur viennent de placer
définitivement au premier rang comme cause productive
des maladies infectieuses. Il serait donc à désirer que le

nombre des *water-closet* fût plus considérable. Ce serait un service rendu aux habitants de la ville, ainsi qu'aux nombreux suburbains que le marché ramène chaque samedi dans nos murs.

Des vespasiennes. — Quant aux vespasiennes, il en existe bien quelques-unes, mais en trop petit nombre, eu égard au chiffre de la population. Il serait désirable qu'on en établît de nouvelles, surtout dans le voisinage de ces usines qui occupent un grand nombre d'ouvriers. Du même coup, on ferait sagement de les rendre plus discrètes.

Il serait également à souhaiter que les règlements de police fussent plus sévèrement appliqués. Il est à Mâcon certaines rues où l'on ne passe qu'avec dégoût, tant le sol est saturé d'immondices !

Par le seul fait d'une surveillance plus active, on améliorerait considérablement l'hygiène de la ville.

CHAPITRE IV.

De l'abattoir.

Utilité de l'abattoir. — Ce fut assurément une mesure sage et moralisatrice que de supprimer les foyers multiples d'infection provenant des *tueries* particulières que chaque boucher possédait autrefois, plus ou moins près de son étal, et de soustraire aux yeux de la population, des enfants surtout, les scènes sanglantes de l'abattage. La construction d'abattoirs publics, tel que celui que possède la ville de Mâcon, réalise donc évidemment un progrès.

Mais faut-il, à cause du résultat obtenu, ne pas signaler les lacunes qui existent encore? Sans vouloir discuter ici l'innocuité plus ou moins grande due à la présence de l'abattoir dans l'enceinte de la ville, — question qui a dû être mûrement examinée par le conseil d'hygiène, lors de sa construction, — nous croyons utile d'attirer l'attention sur un point spécial.

Du fossé de l'abattoir. — Nous voulons parler du fossé ou plutôt du cloaque qui traverse la prairie séparant l'abattoir de la Saône et sert à y conduire les *eaux rousses.* Chacun connaît, pour en avoir éprouvé les inconvénients, l'aspect repoussant et la puanteur de cet infect fossé.

Danger provenant de ce fossé. — Le fond de ce fossé est chaque jour exhaussé par des détritus de tout genre, fragments d'intestin, matières fécales, etc., qu'entraînent les eaux de lavage traversant les différentes cours ou les chambres dont se compose le vaste établissement. Il en résulte que le courant de l'eau est par là même fort ralenti et qu'elle a le temps, dans le trajet, de se putréfier partiellement, sans qu'aucun abri empêche la dissémination des miasmes qui y germent. Or, il est inutile d'insister sur la puissance fermentescible que possèdent ces liquides composés en majeure partie de sang et de déjections animales. Les micro-organismes abondent dans ce mélange infect. Et c'est à l'air libre qu'il circule, à 200 mètres à peine des habitations du quartier nord de la ville! Et l'on s'étonne d'être souvent impressionné péniblement par une odeur nauséabonde qui se répand à certains jours sur le quai et parfois jusque sur la place d'Armes!

Il y a là un danger permanent pour la cité, non seulement par les émanations putrides qui s'en exhalent, mais encore par la nature même de ces eaux. A certains moments, en effet, l'été surtout, elles peuvent devenir la source d'inoculations terribles par des mouches qui seraient allées y puiser ce virus contre lequel les ressources médicales sont parfois malheureusement impuissantes. En présence d'un semblable péril, il serait désirable que l'administration prît toutes mesures nécessaires pour arriver à canaliser ce dégorgeoir à la façon d'un égoût.

Mais si l'on établit un égoût, pour soustraire ce ruisseau empoisonné au contact de l'air, au moins faudrait-il que la construction en fût des mieux soignées et sa forme disposée suivant le modèle reconnu le meilleur pour le rapide entraînement des détritus. A propos des égoûts du centre de la ville, déjà il a été parlé de cette question. Mais on ne saurait trop insister pour que le collecteur de l'abattoir soit au plus tôt recreusé et transformé en conduit souterrain parfaitement étanche. Cette amélioration est d'autant plus urgente que ce collecteur se trouve placé dans le périmètre même de la ville.

Examen microcospique des molécules en suspension dans les eaux de ce fossé. — Nous avons, à plusieurs reprises, examiné au microscope des échantillons d'eau que nous avons recueillis sur différents points de ce fossé. Leur richesse en corps étrangers est d'autant plus élevée qu'ils ont été puisés plus près de l'abattoir, ce qui est facile à comprendre. Dans tous, nous avons constaté, en quantité plus ou moins considérable, mais toujours très appréciable, la série des corps suivants :

— Globules de sang plus ou moins altérés, crénelés sur les bords, déchiquetés.

— Quelques cristaux d'hématine.

— Cercaires.

— Amibes.

— Infusoires nombreux et variés.

— Bactéridies immobiles.

— Spirillum.

— Vibrions isolés.

— Vibrions en chaînettes.

— Micrococcus articulés.

— Filaments réticulés semblables à du mycélium.

— Nombreuses sporules rondes, agglomérées, jaunâtres, avec un nucléole brillant.

— Quelques spores isolées, avec un nucléole brillant.

— Quelques diatomées, navicules, gomphonema, etc. (ces derniers éléments ont été rares).

L'analyse chimique a donné les résultats suivants :

— Acide carbonique : trouble immédiat, précipité rouge brique pâle se précipitant en flocons.

— Chlorures : précipité un peu foncé, cette teinte ferait croire aux sulfures.

— Hydrogène sulfuré : cependant le nitro-prussiate ne donne pas de précipité.

— Ammoniaque : en liberté et à l'état de sels.

— Chaux : très abondante.

— Magnésie : traces.

Par l'ébullition : écume jaunâtre qui peut être considérée comme étant de la graisse.

CHAPITRE V.

Des bains de rivière.

Les règlements de police interdisent à bon droit les bains de Saône dans l'intérieur de Mâcon. En outre, le simple bon sens indique qu'il faut remonter le plus possible en amont de la ville, pour y trouver une eau à peu près pure, une eau qu'un long et paisible parcours aurait débarrassée des molécules plus ou moins putréfiées que les villes situées au dessus peuvent y avoir rejetées. Or, nous avons vu comment la Saône, pendant son trajet le long de nos quais se trouvait, pour ainsi dire à chaque pas, souillée par des immondices de tout genre : fossé de l'abattoir, ruisseau des Rigolettes (servant de déversoir aux eaux ménagères ou aux fosses d'aisance), égoûts, infiltrations, latrines publiques, etc., etc. On peut donc se faire une idée du degré d'infection des eaux de la Saône lorsqu'elles arrivent au quai des Marans. Et c'est justement là que se trouve placé cet établissement de bains si cher à la jeunesse pendant les chaleurs de l'été !

Nous ne sommes pas, en principe, opposé aux bains de Saône, bien que leur efficacité au point de vue tonique nous paraisse contestable, à cause de la température de l'eau et de la lenteur de son cours. En outre, tout le monde reconnaît que l'enceinte flottante en elle-même est très convenablement disposée. Un seul point, intéressant l'hygiène publique, mériterait de fixer l'attention : *son emplacement.*

La plage désignée pour les bains militaires est très bien choisie; elle offre à tous les points de vue les meilleures conditions de propreté et de sécurité. Ne serait-il pas convenable que l'établissement des bains froids transportât ses amarres soit sur la rive droite de la Saône, en amont du fossé de l'abattoir, soit sur la rive gauche, en amont de l'égoût provenant de la fabrique de bougies. Et même, si l'on craignait la trop grande distance, on pourrait l'établir le long de la digue, autrement dit chemin du Pont-Vert. Il faudrait alors l'installer assez loin de l'égoût qui vient, au pied du pont, déverser dans la Saône les eaux de Saint-Laurent.

Nous venons de passer en revue les causes qui, à notre avis, produisent et entretiennent l'infériorité sanitaire de notre cité. Nous avons signalé avec une entière franchise ce qui nous paraissait défectueux ; nous avons laissé entrevoir quelques améliorations dont l'exécution, pour [la plupart, ne serait ni difficile ni coûteuse.

Arrivé au terme de ce travail, nous pourrions nous demander si l'intention qui a dicté ces lignes sera exactement appréciée par ceux qui ont souci du bien-être et de la santé publics. Mais nous avons pleine confiance, bien certain de trouver chez tous un sentiment conforme au nôtre. Nous livrons donc sans crainte à nos concitoyens ces réflexions inspirées par le seul désir de leur être un peu utile.

Juin 1882.

DOCTEUR C. BIOT.

TABLE DES MATIÈRES

PREMIÈRE PARTIE

Histoire de l'épidémie.

DEUXIÈME PARTIE.

Les causes de la fièvre typhoïde à Mâcon.

118

www.ingramcontent.com/pod-product-compliance
Lightning Source LLC
Chambersburg PA
CBHW050547210326
41520CB00012B/2748